TRAITÉ

DE

L'ALIMENTATION

DU MÊME AUTEUR

Anatomie pathologique des rétrécissements de la trachée. In-4°, avec figures. Paris, 1866.

De la mort subite ou très rapide dans le diabète (*Archives de médecine*, décembre 1877 et janvier 1878 ; et tirage à part in-8° de 40 pages).

Murchison, **Leçons cliniques sur les maladies du foie,** suivies des *Leçons sur les troubles fonctionnels du foie,* traduites sur la 2e édition et annotées. Grand in-8° de 660 pages avec figures. 1878.

Etiologie et pronostic de la glycosurie et du diabète, Mémoire récompensé par l'Académie de médecine. In-8° de 172 pages, 1879.

Le diabète expérimental et la clinique (*Archives de médecine,* avril 1880).

Étude critique sur quelques travaux récents concernant l'anatomie pathologique du diabète (*Gazette hebdomadaire,* 1880, nos 13 et 15).

———

Demarquay, **Maladies chirurgicales du pénis,** ouvrage publié par les docteurs G. Vœlker et J. Cyr. Grand in-8° de 640 pages avec figures et planches en chromolithographie. 1877.

Paris. — Typographie A. Hennuyer, rue d'Arcet, 7.

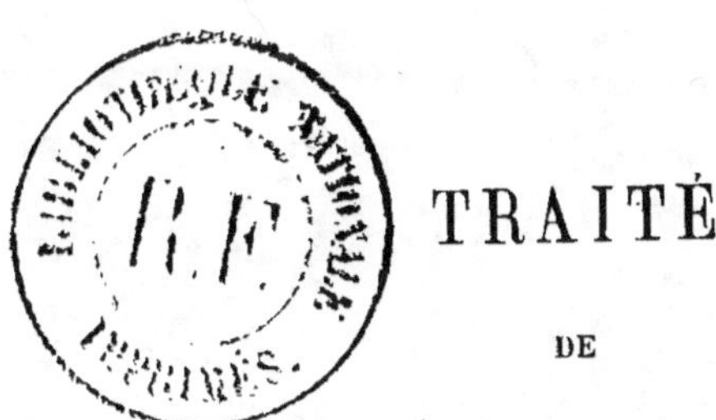

TRAITÉ

DE

L'ALIMENTATION

DANS SES RAPPORTS

AVEC

LA PHYSIOLOGIE, LA PATHOLOGIE

ET

LA THÉRAPEUTIQUE

PAR

LE DOCTEUR JULES CYR

Médecin inspecteur-adjoint a Vichy.

DEUXIÈME ÉDITION
AUGMENTÉE D'UNE INTRODUCTION

PARIS

LIBRAIRIE J.-B. BAILLIÈRE et FILS

19, rue Hautefeuille, près le boulevard Saint-Germain

Londres	Madrid	New-York
HIPPOLYTE BAILLIÈRE	C. BAILLY-BAILLIÈRE.	BAILLIÈRE BROTHERS

1881

PRÉFACE DE LA PREMIÈRE ÉDITION

La question de l'alimentation, envisagée au point de vue de la physiologie, de la pathologie et de la thérapeutique, doit à juste titre préoccuper le médecin et me paraît mériter plus d'importance qu'on ne lui en accorde. La plupart des praticiens la traitent en suivant les données de l'empirisme et de la tradition vulgaire ; chacun croit pouvoir en raisonner avec compétence : aussi la quantité de préjugés qui circulent sur cette matière est-elle considérable.

Apporter dans ce sujet un peu de cette précision rigoureuse que la science contemporaine cherche à introduire dans toutes les parties de son vaste domaine, vulgariser des notions qu'il importe à tous de connaître, tel a été mon but.

Un mot sur le plan que j'ai suivi : j'ai successivement étudié l'alimentation dans ses rapports avec la physiologie, la pathologie et la thérapeutique, c'est-à-dire que j'ai considéré l'aliment comme la matière constituante du régime à l'état normal, puis comme source de maladie et enfin comme moyen de traitement. J'ai pensé donner par cette synthèse plus de diversité et d'intérêt à cette question, au lieu de grouper autour du nom d'un même aliment tout ce qui s'y rapporte à tous les points de vue.

Quant aux lecteurs, étrangers à la science, qui seraient assez curieux d'hygiène pour entreprendre de connaître cet ouvrage, je les engage à ne pas se laisser rebuter par les détails et les termes trop scientifiques qu'ils rencontreront, parce que, grâce à la nature du sujet, et bien que je n'aie nullement transigé avec la sévérité et l'exactitude du langage technique, je suis persuadé qu'ils viendront aisément à bout de ces quelques difficultés.

Juin 1869.

INTRODUCTION DE LA DEUXIÈME ÉDITION

Ne pouvant donner à cette introduction l'étendue
qu'elle comporterait si je voulais étudier toutes les
questions de ce grand sujet de l'alimentation sur les
quelles quelques progrès ont été réalisés dans ces-
dernières années, je me bornerai à quelques considé-
rations sur les faits qui offrent une importance excep-
tionnelle soit au point de vue économique, soit au
point de vue plus spécialement médical.

I

Au commencement de cette période décennale, il
s'est produit un fait sans analogue dans l'histoire du
monde au point de vue qui nous occupe : c'est celui
d'une ville de deux millions d'habitants qu'on a
trouvé le moyen de nourrir, bien que bloquée rigou-
reusement, pendant une période de cent vingt jours,
c'est-à-dire bien au-delà de toutes les prévisions. La
conséquence toute naturelle de ce blocus, et un des
résultats qu'on en peut retenir, fut de faire utiliser

comme alimentaires des substances auxquelles on n'aurait pas songé sans ces circonstances urgentes, ou qu'on avait jusqu'alors dédaignées ; et ensuite de vulgariser l'usage de certaines viandes trop délaissées antérieurement et qui méritaient certainement d'atteindre une plus large consommation. C'est ainsi que des débris des abattoirs, tels que le sang, de la graisse et autres parties, servirent les uns à préparer un mélange ayant un peu l'aspect du lait et une certaine analogie de composition, d'autres à faire du beurre ou des gelées plus ou moins nutritives. La plupart des produits alimentaires — ou prétendus tels — qu'on s'est ingénié à fabriquer à cette époque n'ont guère joui que d'un succès de curiosité : c'étaient en effet la plupart de vrais produits de laboratoire et qui conservaient toujours quelque chose des manipulations qu'ils avaient subies; ils ont rarement été trouvés passables et leur usage n'a pas survécu aux circonstances qui les avaient fait naître.

Un produit dont la consommation a persisté, en dépit de son origine peu appétissante, c'est le beurre artificiel ou *margarine Mouriès*. Je n'affirmerais pas qu'il a un débit considérable, ni même qu'il se vend encore; mais on pouvait en voir vendre, il y a quelques années, sous forme de petites mottes allongées, d'un jaune assez réussi et imitant fort bien le beurre frais. Son prix, qui était de moitié environ au-dessous de celui du beurre moyen, le recommandait pour les ménages peu aisés et dans les cas où le goût fin du beurre était d'avance sacrifié.

Une autre conquête alimentaire, mais plus sérieuse celle-là, et qui nous vient du siège, c'est l'utilisation de la chair de cheval comme viande de boucherie. Malgré la haute recommandation et l'insistance de Is. Geoffroy Saint-Hilaire, suivi par bon nombre de savants, l'hippophagie n'avait pas fait grand progrès jusqu'en 1870. Pendant le siège, la viande de cheval constitua une ressource des plus précieuses, la seule même à un moment donné, et bien des gens, non prévenus, n'ont pas trouvé de différence bien appréciable, pour le goût, entre cette viande et celle de bœuf ou de vache. Il serait peut-être difficile de savoir au juste dans quelle proportion cette viande entre aujourd'hui dans l'alimentation ; mais on peut affirmer hardiment qu'elle a plus que quintuplé par rapport à ce qu'elle était en 1869.

Il est peu probable que la province ait bénéficié autant que Paris de ce surcroît de ressources alimentaires en viande : les préjugés qui règnent sur cette viande s'y conserveront plus longtemps vivaces que dans la capitale, qui d'ailleurs n'en est peut-être pas encore totalement affranchie. Il n'est pas douteux néanmoins qu'à la longue l'hippophagie se généralisera en France et qu'on tirera ainsi partie, pour le plus grand bien des classes pauvres, d'une quantité considérable de viande qu'on laissait à peu près perdre auparavant.

Il est vrai que si le goût de la viande de cheval ne se répandait pas, l'amélioration des conditions alimentaires de notre population poursuivrait son

cours tout de même, grâce à l'espèce de révolution —
le mot n'est peut-être pas trop fort — qui est en train
de s'accomplir dans l'approvisionnement du marché
du gros bétail.

Tout le monde sait que certaines contrées de l'Amérique, surtout de l'Amérique du Sud, pratiquent l'é-
lève du bétail sur une échelle considérable et avec
un succès certain (la Plata, la République Argentine,
etc.), grâce à leurs magnifiques pâturages et au peu
de valeur de la terre. On sait aussi que l'abondance
de ce bétail est telle, que les producteurs ont plus
d'une fois vendu leurs bêtes pour le prix de la peau
et des cornes. C'est dans ces conditions exception-
nelles que s'est fondée l'industrie des *Extraits de
viande*, qui utilisait sur place, qui convertissait en
produit comestible, aisément transportable et d'une
conservation presque indéfinie, des quantités énor-
mes de viande presque sans valeur vénale.

Les extraits de viande — il est inutile d'insister
sur ce point — ne sont, en somme, qu'un trompe-
l'œil : il est évident qu'ils ne représentent pas de la
viande simplement concentrée et n'ayant rien perdu
de ses propriétés. Ajouté en petite quantité à des légumes ou à du bouillon maigre, l'extrait de viande
peut en augmenter la valeur nutritive, et surtout en
rendre le goût plus savoureux ; mais, en définitive,
ce n'est ni plus ni moins qu'un aliment de luxe, et
dont les services, au point de vue de l'alimentation
des classes peu aisées, sont assez contestables.

C'est probablement parce qu'on a reconnu que ce

produit ne deviendrait jamais populaire, qu'on a cherché d'autres moyens de faire servir l'énorme excédent de chair d'animaux de race bovine dont sont embarrassées le populations de l'Amérique du Sud à augmenter la quotité disponible de ce précieux aliment dans les pays moins privilégiés sous ce rapport et où par suite cette substance a relativement une valeur assez élevée. C'est cette idée qui a suggéré d'abord la construction du *Frigorifique*, bâtiment à l'aide duquel on transportait de la viande fraîchement tuée qu'on maintenait pendant toute la traversée, c'est-à-dire quinze à vingt jours, à une température de 2 à 3 degrés dans une cale aménagée *ad hoc* et l'air y étant très sec. La viande ainsi parvenue en Europe a été examinée et goûtée par des gens très compétents, et on l'a trouvée parfaitement conservée. Le problème scientifique était donc résolu; il l'était d'ailleurs en quelque sorte d'avance ; mais la question économique n'avait pas fait un pas, car la viande ainsi ramenée d'Amérique revenait à un prix qu'on ne pouvait considérer comme un progrès sérieux.

Cependant on ne s'en est pas tenu là : l'expérience, reprise à nouveau, mais sur une plus vaste échelle et par suite avec relativement bien moins de frais, a fini par réussir, et aujourd'hui de nombreux steamers à réfrigérant transportent de la viande fraîche du nouveau continent à Liverpool ou au Havre dans d'excellentes conditions de prix et de conservation.

On s'est enfin décidé à faire venir la viande sur pied, nécessité devant laquelle on avait reculé à cause du mauvais état dans lequel une traversée un peu longue met souvent les bêtes à cornes quand leur aménagement est trop négligé, ce qui arrive presque forcément lorsque le transport doit s'effectuer par quantités et comme marchandise.

Il faut croire cependant que, devant le succès croissant de ce trafic, on a réussi à vaincre les difficultés que présentait ce mode d'importation des viandes en Europe, car cette branche toute nouvelle du commerce américain a pris une extension considérable en Angleterre, et telle que le marché français en a été quelque peu alarmé. Les éleveurs français se sont demandé s'ils se trouveraient en état de lutter, au prix actuel de revient de la nourriture du gros et du menu bétail, avec les producteurs du nouveau monde. En y regardant de près, on arrive à être persuadé que les prix se maintiendront à peu près tels quels, ou qu'ils ne subiront qu'une dépréciation peu importante. Or, comme les salaires ont toujours tendance à s'élever, il s'ensuit que graduellement un plus grand nombre d'individus se trouveront dans la possibilité de consommer plus de viande.

Le résultat le plus net de cette affluence de matières comestibles sera donc tout au profit de l'amélioration de l'alimentation en général, qui se traduira par l'augmentation dans la quantité de viande consommée par tête.

Ce n'est pas seulement sur la viande fraîche que porte ce surcroît de produits alimentaires qui nous vient d'Amérique, mais sur une foule d'autres articles, tels que les fruits, les légumes, le laitage, etc., etc. Mais la consommation qui a augmenté dans les proportions les plus considérables, c'est celle des conserves. C'est surtout depuis l'Exposition de 1878 que cette industrie a pris du développement : Saint-Louis, Cincinnati et Chicago sont les centres principaux de production, et la production y atteint des proportions inconnues en Europe. Les conserves, principalement celles de bœuf, de langue et de jambon, sont de bonne qualité et offrent un aliment appétissant en même temps que réellement économique.

On ne s'en est pas tenu d'ailleurs aux viandes, quand on a vu quel débit facile trouvaient ces produits en Europe : bon nombre de poissons, de fruits et de légumes, sans compter le lard et le saindoux, ont pris le même chemin et trouvé à peu près le même accueil. Je le répète, au point de vue du bien-être général, cet afflux en Europe de l'excédent de ressources alimentaires du nouveau monde est un bienfait réel et doit contribuer très efficacement à améliorer l'hygiène de tous les travailleurs. Du reste, ce mouvement ascensionnel des importations alimentaires n'a pas dit son dernier mot, car voilà l'Australie qui se dispose à entrer en lutte avec l'Amérique pour cette catégorie de produits.

Un correspondant du *Times* en Australie écrivait dernièrement à ce journal qu'on pouvait acheter la viande à Sydney à raison de 20 centimes la livre. Les frais de transport en Angleterre s'élèvent au même prix, ce qui fait donc 40 centimes, rendue à Liverpool ou au Havre. Bien d'autres articles alimentaires peuvent être livrés par l'Australie dans des conditions aussi avantageuses. Or, pour qui connaît les immenses ressources que possède cette belle contrée, on voit quel large approvisionnement les marchés de l'Europe sont assurés d'y trouver. C'est à se demander si les gouvernements ne seront pas obligés de frapper les produits étrangers de droits assez élevés pour tempérer cette exubérance d'importation et protéger un peu les producteurs nationaux.

Mais toute médaille a un revers: l'Amérique est un pays où la production est poussée à l'extrême, où tous les efforts sont tendus vers ce but et où par suite les défectuosités de la marchandise n'attirent que médiocrement l'attention. C'est ainsi que nos vétérinaires ou inspecteurs des marchés ont maintes fois constaté à Paris, à Lyon, au Havre et ailleurs, que des viandes importées d'Amérique (viandes de porc) étaient infestées de trichines. Quand on songe à l'accroissement considérable qu'a pris en France la consommation du porc salé d'Amérique, qui se chiffre par 40 millions de kilogrammes pour l'année 1880, on peut être à bon droit effrayé des dangers que peut faire courir l'inobservance des conditions propres à rendre les viandes trichinées à peu près inoffensives. On comprend donc qu'en attendant qu'on ait trouvé des moyens pratiques d'inspecter efficacement les produits étrangers avant de les laisser livrer à la consommation, le ministre de l'agriculture et du commerce, sur l'avis du Comité consultatif d'hygiène, se soit décidé à interdire provisoirement l'importation en France du porc salé de provenance américaine. Cette mesure aura pour conséquence de priver momentanément les classes nécessiteuses d'un aliment très nourrissant que l'étranger était à même de fournir à bien meilleur compte que les producteurs nationaux ; mais il aura pour effet d'abord de rendre un peu de courage à ces derniers pour la lutte dans laquelle ils sont engagés sur le terrain économique avec le nouveau monde, et ensuite ce sera un avertissement très salutaire donné aux producteurs américains, pour qu'ils aient à devenir plus scrupuleux dans leur industrie, avertissement d'autant plus topique qu'il frappe au point sensible — la prohibition — et qu'il part d'un libre-échangiste absolument convaincu.

Il ne faut pas oublier cependant que les viandes de provenance française ne sont pas toujours à l'abri de tout reproche, comme l'ont prouvé les cas de trichinose observés à Crépy-en-Valois. Ne semble-t-il pas également que les cas de tænia aient sensiblement augmenté depuis que l'usage de la viande crue est devenu, dans bon nombre de cas différents, de la pratique courante? Or, l'importation d'Amérique en France de viande de bœuf sur pied n'a pas encore pris assez d'extension pour qu'on puisse l'incriminer sérieusement; heureusement le tænia est loin d'avoir des conséquences aussi sérieuses que la trichine.

La conclusion à tirer de ce qui précède, c'est que l'hygiène alimentaire est en progrès notable, en ce sens que la viande et les substances de composition analogue tendent de plus en plus à entrer, pour une part graduellement plus forte, dans la nourriture d'un grand nombre d'individus, et ce point est d'autant plus important à constater que c'est en quelque sorte la compensation du désidératum que nous offrent les *boissons*.

En effet, l'extension effrayante prise par le phylloxera a tellement diminué les belles récoltes auxquelles nos vignes nous avaient habitués, qu'aujourd'hui d'exportateurs nous sommes devenus importateurs. Sans doute, la France continue à exporter, et encore sur une assez grande échelle, certaines catégories de vins (bordeaux, bourgogne, champagne); mais les vins de la consommation courante sont devenus tout à fait insuffisants, et nous sommes obligés de demander le surplus à la fabrication directe et à l'Espagne ainsi qu'à l'Italie, puisque le Midi n'est plus à même de les produire.

Il en résulte deux faits : d'abord, c'est que la fabrication du vin, soit tout à fait artificielle, soit demi-artificielle avec des raisins secs, s'est développée dans des proportions considérables, que le vinage est de plus en plus pratiqué, et enfin — conséquence très fâcheuse au point de vue de l'hygiène publique — que, par suite du renchérissement du vin, la consommation de l'alcool augmente très notablement, ainsi qu'en témoignent les progrès sans cesse croissants de l'alcoolisme. D'autre part, la récolte du vin ayant diminué de plus de moitié depuis dix à quinze ans et ne suffisant plus, même à beaucoup près, à la consommation nationale, il en résulte qu'on n'en réserve que fort peu pour la fabrication des spiritueux et que le commerce livre alors à la grande majorité des consommateurs des eaux-de-vie de provenance fort suspecte (de grains, de céréales avariées, de pomme de terre, etc.), et dont l'influence nocive est bien autrement active que celle des spiritueux de bonne qualité. Je ne puis que rappeler ici les recherches si persévérantes de MM. Audigé et Dujardin-Beaumetz sur cette question, recherches qui sont d'ailleurs encore poursuivies et qui amèneront certainement leurs auteurs à des résultats importants concernant le mode d'action spécial des alcools sur l'organisme suivant leur origine.

II

Au point de vue plus spécialement médical, les acquisitions de la science dans la question de l'alimentation, pendant ces dernières années, peuvent être ramenées à deux faits principaux : le premier, c'est la préoccupation de plus en plus grande manifestée par la médecine actuelle relativement au moyen le plus efficace pour assurer la nutrition des malades chez lesquels cette fonction capitale se trouve compromise par quelque affection locale ou générale. Jamais on ne s'est autant appliqué à diminuer le travail qui habituellement échoit au tube digestif pour rendre assimilables les matières alibiles ingérées.

On ne saurait mettre en doute l'utilité que présentent des aliments peptonisés, des *nutriments*, comme les appelait Corvisart, à qui l'on doit les premières et peut-être les meilleures études sur la question, dans une foule de cas, non pas seulement pour prolonger la vie de patients dont les jours sont comptés, mais pour suppléer à une alimentation impossible momentanément par les voies et moyens ordinaires. La lutte à laquelle le monde médical assiste actuellement entre les peptones de diverses provenances aura probablement deux résultats : d'abord celui de vulgariser un produit qui, consciencieusement préparé, peut être d'un très précieux secours, et ensuite de rendre le praticien beaucoup plus réservé qu'auparavant sur l'emploi de la pepsine, trop souvent inerte par mauvaise préparation. Il faut espérer que, de son côté, la pharmacie sera plus exigeante pour les substances qu'on lui fournira sous ce nom, et que le bon marché seul ne lui fera pas faire bon accueil à des produits étrangers dont la qualité a été si souvent reconnue tout à fait inférieure.

L'autre fait auquel je faisais allusion tout à l'heure est l'importance de plus en plus grande prise par la médication lactée dans le traitement d'un bon nombre de maladies. Autrefois purement empirique, cette médication est aujourd'hui devenue un moyen thérapeutique rationnel et méthodique, et dont les services ne se comptent plus, non seulement en France, mais dans tous les pays. Ainsi, aux Etats-Unis, le docteur E.-N. Chapman (de Brooklyn) l'a employée avec beaucoup de persévérance et de succès, soit seule, soit associée à la chaux, dans bon nombre d'états morbides assez divers, et a beaucoup contribué à en vulgariser l'emploi dans ce pays. Chez nous, dans l'ulcère simple de l'estomac, dans la gastro-entérite, dans la dysenterie, dans l'albuminurie, dans les maladies du cœur, la médication lactée est aujourd'hui prescrite journellement. Dans les affections cardiaques notamment, un des cliniciens les plus justement estimés de l'époque actuelle a préconisé ce moyen de traitement auquel sa grande expérience et sa compétence spéciale donnent un appui considérable. Voici d'ailleurs en quels termes M. le professeur Potain formule ses conclusions à ce sujet dans sa communication faite au dernier *Congrès de l'Association française pour l'avancement des sciences:*

« Le régime lacté est particulièrement efficace dans les maladies secondaires du cœur, hypertrophies ou dilatations simples ayant une origine rénale ou gastrique ; ce régime modifie dans un cas l'état du rein, dans l'autre celui de l'estomac, en ce sens surtout qu'il apporte à ces organes un repos plus complet ; par suite, pour être véritablement efficace, il doit être absolu et plus ou moins prolongé. Il peut intervenir utilement dans le cas de simples palpitations réflexes, quand le point de départ de la perturbation réflexe est gastrique ; on peut utiliser son action diurétique dans les cas d'hydropisie, surtout et peut-être exclusivement quand l'hydropisie est la conséquence d'un trouble rénal secondaire, ou d'une phlogose intercurrente des séreuses. Enfin, le régime lacté ne peut être efficace qu'à la condition d'être bien toléré, c'est-à-dire de trouver des facultés digestives et assimilatrices capables d'utiliser convenablement le lait. »

TABLE DES MATIÈRES.

DEUXIÈME PARTIE.

DE L'ALIMENTATION DANS SES RAPPORTS AVEC LA PATHOLOGIE.

TROISIÈME PARTIE.

DE L'ALIMENTATION DANS SES RAPPORTS AVEC LA THÉRAPEUTIQUE.

FIN DE LA TABLE DES MATIÈRES.